AF373599

DE L'OPÉRATION

DITE

CÉSARIENNE.

OBSERVATION
SUR L'OPÉRATION
DITE
CÉSARIENNE,

FAITE AVEC SUCCÈS;

OU

SUR L'ACCOUCHEMENT CONTRE NATURE,

Avec la description d'une nouvelle méthode
de l'opérer ;

Approuvée par l'Académie de Chirurgie en 1775.

Par le Citoyen Jacques-André MILLOT , Accoucheur,
Membre des ci-devant Collége et Académie de Chirurgie,
Correspondant de la ci-devant Académie des Sciences,
Arts et Belles-Lettres de Dijon.

A PARIS,

DE L'IMPRIMERIE DE MIGNERET,
rue Jacob, N.° 1186.

VENTOSE AN VII.

AU MINISTRE DE L'INTÉRIEUR.

CITOYEN MINISTRE,

VOTRE amour pour les arts et les sciences qui doivent contribuer au bonheur et au soulagement de l'humanité, et la protection dont ils jouissent sous votre ministère, m'autorisent à vous offrir, à ce double titre, l'hommage de cet opuscule.

Je suis avec respect,

CITOYEN MINISTRE,

Votre Concitoyen MILLOT.

OBSERVATION

SUR

L'OPÉRATION *dite* CÉSARIENNE,

FAITE AVEC SUCCÈS,

OU

SUR L'ACCOUCHEMENT CONTRE NATURE *.

La médecine opératoire offre peu de faits aussi graves et d'un succès aussi incertain que l'*hystérotomie*, connue sous le nom d'opération césarienne : il est donc intéressant que ceux qui ont eu le bonheur d'obtenir du succès, se fassent un devoir de rendre compte des procédés qu'ils ont suivis, des soins et attentions qu'ils ont eus pendant le traitement, et enfin de toutes les circonstances qui ont pu être remarquables.

* Étant le seul qui ne se termine pas par la voie naturelle ; car ceux que nous appelons *contre nature*, ne sont, à proprement parler, que des accouchemens laborieux, quoi qu'on en ait dit jusqu'à présent.

C'était pour remplir ce devoir, qu'en 1775 je donnai à l'Académie de Chirurgie, un mémoire détaillé de la méthode que j'ai imaginée, pour éviter deux causes des plus fréquentes de non succès. Cette société n'a rien publié depuis 1774; conséquemment mon procédé n'a pu être connu. Les circonstances me rendent maître aujourd'hui de mon manuscrit; je me décide à le publier, afin que chacun le juge et puisse le mettre en pratique dans l'occasion, s'il croit devoir lui donner la préférence.

1. Le 7 août 1774, à dix heures du matin, je fus mandé au marché d'Aguesseau par la femme Leroy, sage-femme, pour secourir la nommée *Thérèse Riché*, qui était depuis vingt-quatre heures dans les douleurs pour accoucher, et depuis ce temps les eaux étaient écoulées.

2. Cette femme, âgée de 19 ans, n'avait qu'un mètre 29 centimètres de haut (1); elle était *rachitique*, grosse de son premier enfant, et parvenue au terme complet de sa grossesse : la difformité des jambes indiquait celle du bassin. Je pris connaissance de son

____

(1) 3 pieds 10 pouces d'ancienne mesure.

état ; je trouvai le vagin ample , l'orifice de la matrice très-dévié , mais souple et assez dilaté pour me permettre de retourner l'enfant, si le détroit supérieur du bassin n'eût offert un obstacle invincible : les pubis étaient tellement rapprochés de l'os *sacrum*, qu'ayant introduit à plat trois de mes doigts, je ne pus les mettre de champ ; il me parut que la bonne conformation aurait exigé près de deux pouces de distance de plus. Ayant reconnu l'impossibilité de l'accouchement par la voie naturelle, et m'étant assuré de la vie de l'enfant, je proposai l'opération césarienne aux parens, et je les chargeai du soin d'en persuader la nécessité à leur fille.

Voici le plan opératoire que je me proposai.

3. Suivant la pratique usitée jusqu'à cette époque, on ouvrait le côté le plus éminent, parce qu'il semble présenter une plus grande facilité ; mais les exemples trop nombreux de non succès qui souvent dépendent de l'hémorrhagie, et d'autres fois de l'étranglement d'une portion d'intestin qui se glisse dans la plaie, me déterminèrent à choisir le côté opposé à la déviation, quoiqu'il fût occupé par les intestins, et que l'espace en

fût plus court : le refoulement des intestins de ce côté ne me parut pas devoir être un obstacle, si un aide intelligent les soutenait avec précaution. Mon intention était d'éviter le placenta qui se trouve ordinairement du côté de la déviation de la matrice, d'épargner le fond de ce viscère et de l'inciser le plus latéralement possible, pour les raisons que je déduirai ci-après.

4. Vers les trois heures après-midi, on vint me dire que la famille *Riché* me desirait; j'envoyai sans délai prier ceux de mes collègues dont l'assistance et les conseils pouvaient m'être utiles; on n'en trouva que quelques-uns : le cas devenait urgent, la femme était faible, elle éprouvait quelques évanouissemens. Assisté de trois chirurgiens (1) sur lesquels je pouvais compter, je procédai à l'opération de la manière suivante. Il était alors cinq heures du soir.

5. La femme située convenablement, je fis à la peau du côté gauche une incision, depuis le bord cartilagineux de l'avant dernière des fausses côtes, en descendant le long du muscle droit, jusqu'à un pouce près du

______

(1) Rojarre, Guillaume, Masson.

pubis. Cette incision avait environ 21 décimètres 5 millimètres d'étendue (1) ; j'incisai
les muscles avec précaution dans une longueur proportionnée à celle des tégumens ;
je pénétrai dans la cavité de l'abdomen par
le milieu à-peu-près de l'incision que je
continuai jusqu'à la partie inférieure, ayant
pour guide un de mes doigts que je retournai
ensuite vers la partie supérieure pour finir
la section ; une grande partie des intestins
sortit par la plaie ; le chirurgien qui en était
chargé les rangea si bien , que la matrice fut
à découvert ; elle étoit d'un rouge foncé
obscur.

6. Je commençai l'incision de ce viscère
à la distance d'environ 3 à 4 pouces de son
fond , et je la continuai jusqu'à un pouce
près de celle des muscles abdominaux ; elle
avait à-peu-près 16 décimètres (2) d'étendue. La tête de l'enfant portait sur le détroit
supérieur du bassin , l'occiput appuyé sur la
symphyse des pubis, la face tournée vers la
colonne vertébrale , les lèvres écartées et
portant sur la saillie de la jonction de la

____

(1) 8 à 9 pouces d'ancienne mesure.
(2) 5 à 6 pouces d'ancienne mesure.

dernière vertèbre lombaire avec l'os *sacrum;* les fesses étaient recouvertes, par le fond de la matrice. Je le pris par les pieds après l'avoir séparé du cordon ombilical; un autre collègue se chargea de l'enfant qui était mourant; il le secourut si bien, qu'il vécut 4o heures, et qu'il se fût élevé comme tout autre, si la contusion et le gonflement des lèvres ne l'eussent empêché de téter et même d'avaler. Ce gonflement était si considérable, que la bouche ressemblait plutôt à un mufle de veau qu'à une bouche d'enfant.

7. La matrice se contracta sous nos yeux; cette contraction finie, je procédai à la délivrance qui s'opéra par la seule traction du cordon; j'enlevai les caillots qui ne furent pas si considérables que je m'y attendais : le collègue qui avait toujours soutenu les intestins, les abandonna peu-à-peu au mouvement par lequel je les fis rentrer dans l'abdomen. Après cette réduction, je fis deux points de suture enchevillée; le premier à deux pouces environ au-dessous du commencement de l'incision; le second à une distance presque égale du premier : je les serrai peu, pour permettre aux lèvres de la plaie le gonflement indispensable; j'avais

eu la précaution de mettre dans le ventre une bandelette de linge effilée , dont l'extrémité pendait à la partie inférieure de la plaie , dans l'intention d'entretenir long-temps l'écoulement des matières purulentes; je fis une embrocation d'huile rosat sur tout le ventre ; j'en imbibai la charpie et les compresses dont je couvris la plaie; je soutins le tout par plusieurs tours de bande, pour que le météorisme du ventre ne tiraillât pas la suture. Je laissai la malade couchée presque horizontalement; elle s'endormit quelques heures après, s'éveilla et se rendormit successivement plusieurs fois dans la nuit , pendant laquelle on lui donna trois bouillons. Les lochies ne furent pas abondantes , mais il y en eut, ainsi que quelques petits caillots, par la voie naturelle; la plaie ne fut que légèrement douloureuse ; la fièvre commença à s'allumer sur le matin, elle augmenta dans le cours de la journée. Un orage qui survint le soir parut la fatiguer beaucoup. (La malade craignait le tonnerre.)

8. La seconde nuit ne fut pas si tranquille que la première; la fièvre alla toujours en augmentant, les lochies cessèrent de couler, il y eut un peu de délire ; la fièvre diminua

un peu à 7 heures du matin. Je prescrivis l'usage d'une décoction de quinquina nitrée, du bouillon fait avec égale partie de bœuf et de veau. La fièvre se soutint et augmenta dans la journée, il y eut deux redoublemens dans les 24 heures; la bouche était sèche, mais la tête était saine, les urines coulaient facilement, le ventre était météorisé.

9. Les choses étaient dans cet état 40 heures après l'opération, moment où je levai le premier appareil en présence des médecins, *Bordeu* (1), *Rojarre*, *Debats*, *Chopart*, *Deschamps* (2, 3, 4, 5), *Cline* (6), *Guillaume* (7), *Masson* (8). Les bords de la plaie étaient gonflés et pressés l'un contre l'autre, de manière qu'on eût pu croire que je les avais trop rapprochés; une légère humidité qui s'y trouva nous fit espérer que ces accidens ne tarderaient pas à diminuer;

(1) Docteur de la Faculté de Paris.

(2, 3, 4, 5) Membres des Collége et Académie de Chirurgie.

(6) Chirurgien de l'hôpital St.-Thomas de Londres, alors à Paris.

(7) Chirurgien attaché au Gouverneur de Paris.

(8) Maître en chirurgie de Saint-Germain-en-Laye.

je répétai l'embrocation et l'appareil fut tel
que le premier.

10. La nuit du 2 au 3 fut très-mauvaise ;
il y eut continuation de fièvre avec redoublement : la malade se plaignit du mal de
tête et du ventre, plus qu'elle n'avait fait
jusqu'alors ; les lochies reparurent, il y eut
un petit caillot, il s'établit un dévoiement
de matières grises qui dura plusieurs jours :
la journée fut moins mauvaise.

11. La nuit du 3 au 4 fut plus calme que
la précédente, il n'y eut qu'un redoublement
qui cessa de bonne-heure ; à sept heures du
matin, je levai le second appareil en présence des médecins ci-dessus dénommés, et
de deux nouveaux venus, *Lamotte* (1),
Maugras (2). Tout était détendu, la plaie
était béante et ses bords dégonflés par une
abondante suppuration : je crus alors devoir
changer quelque chose à l'appareil ; je subs-
tituai à la bande roulée, un bandage à dix-
huit chefs : dès ce moment, je pansai la
malade de 24 en 24 heures.

12. Pendant la nuit du 4 au 5, la fièvre

----

(1) Médecin de la Faculté de Paris.
(2) Autre membre de l'Académie de Chirurgie.

fut encore très-forte, la malade fut agitée, le dévoiement abondant, mais les matières devinrent jaunes de grises qu'elles étaient ; il y eut apparition de lochies et un petit caillot.

13. Le cinquième jour au matin , je trouvai la plaie en aussi bon état que la veille, le lait s'était fait sentir à la mamelle gauche seulement; la journée fut bonne, la fièvre diminua sur le soir, mais elle redoubla dans la nuit, cependant elle cessa plus tôt que les jours précédens : le dévoiement subsistait encore.

14. Le 6 au matin, la plaie était en bon état, le pus à la partie supérieure était blanc, et les bords vermeils nous laissèrent voir des points grenus ; je serrai un peu le point supérieur de la suture pour faciliter la réunion ; je pansai cette partie supérieure de la plaie avec le baume d'*Arcéus* seul, l'inférieure avec le mélange de ce même baume et de *stirax* ; j'imbibai d'eau-de-vie, au lieu d'huile rosat, une partie des compresses latérales, et je continuai le même bandage : la journée fut bonne, et la fièvre moindre que la veille.

15. Le 7 et le 8 n'eurent rien de remarquable,

quable , que la diminution sensible de la fièvre.

16. Le 9.ᵉ, elle cessa entièrement ; l'appétit de la malade devint si considérable , que du fort bouillon, avec des jaunes d'œufs, ne pouvait pas la satisfaire. La diète fut encore continuée jusqu'au lendemain dixième jour, où le besoin de manger devint si impérieux chez cette femme , qu'elle s'exposa au plus grand danger pour se procurer un peu de subsistance. Cet événement et les réflexions ci-après me déterminèrent à lui accorder un peu de nourriture solide, après que la crise que lui occasionna son imprudence fut dissipée : je lui fis servir gradativement des potages , des œufs et du poulet.

17. Le 12.ᵉ jour , je trouvai la plaie en si bon état , notamment à la partie supérieure, que je me décidai à couper le premier point de suture.

13. Le 15.ᵉ jour , je coupai le second , mais j'entretins toujours l'écoulement du pus par le moyen du séton jusqu'au 20.ᵉ jour où il me parut de toute inutilité.

19. Le 22.ᵉ jour, le dévoiement continuait encore, et la malade rendit un vers strongle

d'environ 8 à 9 pouces : dès ce moment le dévoiement diminua.

20. Le 24.e, la malade fut purgée.

21. Le 25.e, elle commença à marcher, et successivement à descendre quelques marches. Le 32.e jour après l'opération, elle sortit de chez elle parfaitement bien guérie ; le 39.e, le retour du flux périodique de la matrice s'établit par des coliques qui l'avaient toujours précédé dès sa nubilité. Depuis ce moment, elle a continué de jouir d'une bonne santé.

22. Elle devint grosse peu après ; je ne voulus pas me charger d'elle, parce qu'un Collègue, qui n'avait pas assisté à l'opération, et qui ne connaissait même pas le sujet, m'avait accusé à l'Académie de Chirurgie, d'avoir fait cette opération pour le plaisir de la faire ; en conséquence, je la lui abandonnai : elle accoucha entre le 6.e et le 7.e mois de sa grossesse, cependant il ne put tirer l'enfant entier. Elle fit plusieurs autres grossesses ; le citoyen *Baudelocque* aîné se chargea d'elle, conduisit la dernière grossesse jusqu'au 7.e mois. Voyez ce qu'il en dit lui-même, pag. 227 et 228, tome 2 de son édit. des accouchemens, année 1781, où il

me décharge de l'accusation ci-dessus ; voyez aussi ses observations sur les opérations césariennes, lues dans la séance du 2.e jour complémentaire de l'an 6, où il dit, page 31, que cette femme n'a pu accoucher d'un seul enfant vivant depuis cette opération.

23. Le succès de cette opération m'a paru exiger tous les détails que je viens de donner ; il est d'autant plus intéressant, qu'il présente des différences dans le procédé opératoire, par le choix que j'ai fait du côté opposé à la déviation de la matrice.

24. J'ai dit que ce qui m'avait engagé à préférer ce côté, était la crainte d'une hémorrhagie assez ordinaire dans cette opération. On sait en effet que le placenta se trouve toujours du côté de la déviation : or, si on incise ce côté, on n'évitera pas toujours le placenta, ni conséquemment l'hémorrhagie qui est souvent mortelle, tant parce que la portion de la matrice à laquelle il est attaché abonde plus en sang, que parce qu'elle est plus lente à entrer en contraction.

25. Un autre accident qui arrive lorsque l'hémorrhagie n'est pas mortelle, quand on a ouvert la matrice par son fond et par sa partie antérieure, est l'étranglement d'une

portion d'intestin qui se glisse dans la plaie de l'utérus. C'est spécialement dans l'intention de prévenir cet accident, que j'ai dirigé la section le plus latéralement possible ; car il arrive un très-grand changement dans la direction et dans la situation de cette plaie, après l'extraction de l'enfant, à cause de la déviation et de l'espèce de torsion qu'éprouve la matrice dans son développement pendant une pareille grossesse. Ce changement est tel que la plaie devient oblique, de longitudinale, et antérieure, de latérale qu'elle était. Ces observations que j'avais eu occasion de faire sur des femmes mortes à la suite de cette opération, et notamment sur celle de la rue Beaurepaire, étaient bien suffisantes pour me déterminer à pratiquer l'incision du côté opposé à la déviation, quoique tous les intestins y fussent réunis, comme je l'ai dit plus haut.

26. Il est évident que si j'eusse fait la section du côté de la déviation, comme je l'avais vu pratiquer, je n'aurais pas eu plus de succès que l'on avait coutume d'en obtenir, parce que la matrice revenant à sa place naturelle après sa vacuité, aurait porté la plaie un peu au-delà de la ligne blanche du côté

opposé ; elle se serait trouvée par ce moyen très-antérieure, et exposée à recevoir une portion voisine d'intestin, tandis qu'étant faite le plus latéralement possible du côté opposé à la déviation, le retour de la matrice à sa place naturelle a porté la plaie vers la colonne vertébrale et presque sur le muscle *psoas* ; ce qui l'a mise dans l'impossibilité de laisser entrer dans sa plaie une portion d'intestin, comme chez la femme précitée qui mourut le huitième jour, avec tous les symptômes et accidens d'une hernie étranglée. Effectivement l'ouverture du cadavre nous fit voir environ 4 à 5 pouces d'intestin qui s'étaient plongés dans la matrice. Cette opération aurait dû mieux réussir que la mienne, parce qu'il n'y eut pas de temps perdu, et que cette femme avait été soignée pendant sa grossesse par l'Accoucheur qui avait tout prévu et qui l'avait décidée, ainsi que sa famille, à se laisser opérer sitôt qu'elle entrerait en travail d'enfantement.

27. Le succès de cette opération paraît aussi devoir être attribué, 1.º au bon tempérament de la femme ; 2.º aux deux points de suture que je crois indispensables dans une pareille opération : quoique la bonne chi-

rurgie se soit proposée de bannir la suture, je ne crois pas que l'on puisse, sans inconvénient, la supprimer dans une partie où on n'a pas de point d'appui, et où les emplâtres agglutinatifs ne peuvent tenir long-temps ; 3.º à l'administration du quinquina en lavage ; 4.º enfin, aux soins et attentions sur le régime : car je crois bien sincèrement que si j'eusse insisté sur une diète plus longue, j'aurais eu le chagrin de voir mourir cette femme.

28. Il est temps de déduire les raisons qui me déterminèrent à lui accorder de la nourriture plutôt que la saine médecine opératoire ne le permet dans les grandes plaies. 1.º Cette plaie n'était pas la suite d'une contusion, ni un dépôt critique de fièvre humorale ; 2.º cette femme était jeune, se nourrissait abondamment, conséquemment du bouillon, quel qu'il fût, n'était rien pour un estomac habitué à être chargé ; 3.º le dévòiement avait contribué à l'épuiser ; 4.º les efforts qu'elle avait faits pour parvenir à se procurer deux poignées de haricots cuits à l'eau seulement, pouvaient lui coûter la vie, par les mouvemens et l'extension forcés qui pouvaient faire renverser

le lit de sangle sur lequel elle était couchée ;
5.º parce que l'agitation dans laquelle le
besoin de manger la tenait, l'eût entièrement
privée de sommeil, et infailliblement rap-
pelé la fièvre.

29. L'Académie de Chirurgie sut distin-
guer mon procédé et y fit attention, puisqu'en avril 1775, elle me fit inviter par son
président *Bordenave* (1), à faire lecture ,
dans sa séance publique du même mois, du
mémoire des faits et observations que je lui
avais communiqués quelque temps aupara-
vant ; ce que j'exécutai.

———————

DANS cette opération , j'ai reconnu la vérité de la première partie de l'assertion du
traducteur du célèbre *Haller,* dans sa Dis-
sertation sur les eaux de l'amnios, tom. 2 ,
pag. 35 et suivantes ; Traité de la nutrition,
édition in-8.º de 1774.

« Que la matrice est très-mince à la fin de
la gestation. »

————————————

(1) Dont la lettre est ci-jointe.

1. Quoique chez *Thérèse Riché* les eaux de l'amnios fussent écoulées depuis trente-deux heures, lorsque je fis l'opération, la matrice ne put reprendre que très-peu d'épaisseur : 1.º parce qu'il y eut très-peu d'eau, à ce que nous dit la sage-femme ; 2.º parce que l'enfant qui avait 20 pouces de long et qui était gros en proportion, ne put être déplacé par les contractions utérines, à cause de sa mauvaise situation dans ce viscère, comme je l'ai décrit plus haut : la matrice garda presque toute son étendue en longueur, et la possibilité de se rétrécir ne pouvant être que d'un côté à l'autre, ne permit pas à ce viscère de reprendre beaucoup d'épaisseur ; aussi la matrice était-elle fort mince.

2. Dix-sept ou dix-huit mois avant cette opération, j'avais pratiqué l'*hystérotomie* sur la femme d'un menuisier, rue Feydeau, non par vice de conformation, car cette femme avait trois enfans vivans ; mais parce que cette malheureuse mère, grosse de huit mois complets, mourait d'une maladie de poitrine, sans aucun symptôme d'accouchement.

3.º Arrivé près de cette femme à 9 heures

du matin, je la trouvai encore trop vivante,
quoique, depuis la nuit, elle ne pût profé-
rer une parole. Je proposai à la personne
qui m'avait fait venir, d'attendre qu'elle fût
plus près de sa dernière heure, pour lui
éviter les douleurs d'une opération de toute
inutilité pour elle : pendant ce temps, je
me procurai le secours de mon collègue
Chopart, avec lequel j'opérai à quatre heures
après-midi.

4. Comme cette opération n'avait pour
but que de donner le jour à l'enfant, qui
effectivement a vécu jusqu'à l'âge de 7 ans,
passé lequel temps je n'en ai plus eu de nou-
velles, j'ouvris la matrice par sa partie antérieure ; nous remarquâmes qu'elle était
fort mince, plus pâle que rouge : nous attri-
buâmes cet état au peu de substance que ce
viscère avait reçue pendant son développement, à cause de l'état maladif de cette
femme, qui était antérieur à cette grossesse ;
car nous croyions alors, avec beaucoup d'Accoucheurs, que la matrice était fort épaisse,
et que tous les vaisseaux utérins étaient fort
gros et pleins de sang pendant la gestation.

5.º Si j'eusse alors connu l'opinion de
l'auteur que je viens de citer, nous ne nous

serions pas bornés à la simple extraction de l'enfant du sein de cette femme ; et comme elle était assez près de la mort pour ne nous donner aucun signe de sentiment, j'aurais profité de l'occasion pour vérifier la seconde partie de cette assertion :

« Que les vaisseaux sanguins de la matrice » ne sont ni gros ni fréquens dans les par- » ties de ce viscère qui ne sont pas occupées » par le placenta, et qu'ils contiennent une » matière lymphatique destinée à fournir la » nourriture au fœtus et les eaux de l'amnios.

6. Quoique d'après le raisonnement de l'auteur et la moyenne quantité de sang répandu par l'incision faite à la matrice de la femme *Riché*, je ne révoque pas en doute cette seconde partie de son assertion, je desire la vérifier, ou connaître quelqu'un qui l'ait vérifiée, pour acquérir des lumières nécessaires à un système sur la génération que je médite depuis long-temps.

7. Je me rappelle parfaitement bien que les bords de la plaie faite à la matrice de la menuisière, ne donnèrent que quelques gouttes de sang qui se coagulèrent sur la plaie même, ce qui provenait bien certainement de son état de mort, tandis que

chez la femme *Riché*, le sang coula assez abondamment pour en fournir 275 grames 145 milligrames, à 366 grames 865 milligrames (1) : aussi cette incision fut-elle faite assez près de l'insertion du placenta.

Copie de la lettre de Bordenave, *alors Directeur de l'Académie de Chirurgie,*

Au Citoyen Millot,

Votre observation, M., sur une opération césarienne faite avec succès, présentant un fait digne d'attention, j'ai cru qu'il pourrait vous être agréable d'en faire la lecture à la séance publique de l'Académie; si vous voulez être dans cette intention, je vous prie de vous trouver mardi prochain 11 avril au comité qui se tiendra au logis, à cet effet, à trois heures après midi.

J'ai l'honneur d'être très-parfaitement, etc.

Signé Bordenave.

Le 8 avril 1775.

---

(1) 9 à 12 onces.

1. Si j'avais maintenant à faire un accouchement contre nature (1), je l'entreprendrais avec d'autant plus de sécurité, 1.º qu'il est bien prouvé par trente-huit succès, que l'opération qu'il nécessite n'est pas essentiellement mortelle ; 2.º que toutes les discussions auxquelles il a donné lieu, prouvent son avantage et sa supériorité sur les moyens que l'on voudrait y substituer ; 3.º enfin , qu'il est constant qu'il existe des femmes chez qui le *rachitis* a tellement vicié l'heureuse conformation qu'elles avaient reçue de la nature , que l'accouchement est devenu impossible par la voie naturelle , et que l'*hystérotomie* (2) est impérieusement commandée par l'humanité , comme le seul moyen de soustraire à une mort inévitable, les individus qui sont l'objet de cette opération.

2. On ne peut pas se dissimuler que c'est l'amour de l'humanité et le desir de soulager cette humanité souffrante, qui ont fait ima-

____

(1) Je ferais l'incision de bas en haut ; je me servirais du bandage à dix-huit chefs dès le premier moment , et je ne leverais le premier appareil qu'entre 60 et 72 heures.

(2) Ou opération dite césarienne.

giner tant d'instrumens par les Accoucheurs qui nous ont précédés ; que c'est le desir de conserver la vie à l'enfant, qui a donné à l'Accoucheur, lorsqu'il a vu la mère prête à succomber sous des efforts impuissans, la hardiesse et le courage de porter ses regards dans les lieux les plus secrets de la nature, pour en tirer le produit de la génération.

3. C'est cependant au nom de cette même humanité souffrante, après trente-huit preuves du succès le plus complet, que l'esprit de système demande aujourd'hui à grands cris la proscription d'une opération si salutaire dans de certains cas ; tandis que pour en éviter les abus, on ne devrait s'attacher qu'à bien prescrire les cas, les temps et les circonstances où elle peut être pratiquée avec espoir de succès pour les mères et pour les enfans (1).

---

(1) Nos facultés intellectuelles sont si variées, si modifiées, qu'à peine dix hommes sur cent peuvent voir le même objet de la même manière ; ce qui fait que les meilleures choses ont toujours trouvé leurs détracteurs comme leurs approbateurs. Dans l'art de guérir, l'émétique et l'inoculation fournissent deux exemples bien sensibles de cette triste vérité : il ne

4. Si les premières tentatives ont été plus heureuses pour les enfans que pour les mères, c'est que ces génies créateurs n'ont osé pratiquer cette opération , tant que la mère était en bonne santé ; ils attendaient alors qu'elle fût à l'agonie : mais la réflexion leur a évidemment démontré que s'ils n'eussent pas fatigué la mère par des manœuvres, pour le moins infructueuses, et qu'ils ne l'eussent pas laissé s'épuiser par des efforts inutiles, elle aurait pu survivre à cette opération , quelque dangereuse qu'elle soit. Ils se sont enfin décidés à la pratiquer avant que la femme ne tombât dans l'état pathologique ; alors le succès a couronné leur entreprise et récompensé leur courage, car plusieurs ont eu la satisfaction de donner le jour à des êtres qui ne l'eussent jamais vu , et de conserver aux mères la santé et toute l'intégrité de leurs facultés physiques , puisque quelques-unes d'entre elles sont encore devenues mères plusieurs fois après.

5. L'expérience a démontré depuis longtemps , qu'il est des cas où la nature ne pou-

---

faut donc pas s'étonner si l'accouchement contre nature, ou l'opération dite césarienne , est dans le même cas.

vant suffire à l'expulsion de l'enfant, il faut
avoir recours à l'art pour son extraction ;
mais cette extraction ne doit jamais être
tentée par le retournement de l'enfant, si
on n'est pas physiquement certain de faire
franchir à la tête le détroit supérieur du
bassin ; car sans cette certitude on l'expose
au décolement. Quand la tête se présente la
première et que le détroit *antéro-postérieur*
a plus de trois pouces, il faut s'assurer si
la nature a placé le grand diamètre de cette
tête dans le grand détroit du bassin, et conséquemment le petit diamètre sur le détroit
antéro-postérieur ; si elle ne l'a pas fait, il
faut que l'Accoucheur s'applique à le faire,
et qu'ensuite il donne à la nature, pour
mouler cette tête, tout le temps que les forces de la femme promettront d'accoucher.
Pendant ce temps il doit rester observateur
exact et passif ; mais lorsqu'il s'apperçoit
que les forces diminuent sensiblement et
conséquemment, que la tête de l'enfant,
quoiqu'engagée sous les pubis, ne peut plus
avancer, il doit donner tous ses soins à la
conservation de la mère ; et quand il ne croira
plus à la vie de l'enfant, le perce-crâne
(quoi qu'on en dise) lui deviendra d'une

nécessité absolue, si toutefois l'application du *forceps* n'a pu avoir lieu. Lorsque la tête sera vidée, quelques légers cordiaux releveront les forces de la matrice, et l'expulsion de l'enfant aura lieu par la seule énergie de ce viscère, ou l'extraction en deviendra assez facile pour l'opérer sans les crochets qu'il faut abandonner, car les praticiens en connaissent assez les dangers pour la mère (1).

---

(1) Si je me suis constamment refusé à l'usage des crochets, il n'en a pas été de même du *forceps* courbe que je regarde comme très-précieux, puisqu'un grand nombre d'individus lui doit la vie. Je suis persuadé que chez une nation moins frivole que la nôtre, chez les Grecs (par exemple), on eût élevé des autels à *Levret*, pour le perfectionnement de cet instrument, auquel nous n'avons rien trouvé à ajouter : j'ai seulement reconnu dans le cours de ma pratique, que pour éviter quelques inconvéniens attachés à son usage, il était nécessaire d'en avoir de trois dimensions différentes, parce que les femmes pour lesquelles on est dans le cas de l'employer, offrent des dimensions différentes à parcourir, tant par l'excavation du petit bassin qui n'est pas la même chez toutes, que par l'embonpoint des parties extérieures, dont le volume naturel, quelquefois considérable, se trouve augmenté par le gonflement qu'occasionne un accouchement de ce genre ; en sorte que des trois dont j'ai fait usage, celui de *Levret* tient le milieu.

6. Pour

6. Pour employer les crochets utilement pour la mère, il faudrait s'en servir avant qu'elle ne tombât dans un état morbifique ; alors nulle certitude physique de la mort de l'enfant : si on attend cette certitude, on fera courir à la mère le danger de perdre la vie ; car la plus ou moins longue viabilité de l'enfant dans le sein de la femme en travail, dépend souvent de la position où il se trouve après l'écoulement des eaux. L'enfant de la femme *Riché* est une preuve de cette assertion : quelques heures plus tard, l'opération n'avait qu'un demi-succès. Si l'enfant ne peut pas s'engager dans le détroit supérieur du bassin, il vivra plus long-temps que sa mère, ce qui a donné lieu à des opérations césariennes, fructueuses quelquefois pour les enfans seulement. Si au contraire la tête s'engage dans le détroit supérieur du bassin, et qu'elle ne puisse pas la franchir, l'enfant deviendra nécessairement la première victime du temps que l'on perdra ; car nous savons tous que la durée de la compression sur le cerveau de l'enfant, devient mortelle plus ou moins promptement, suivant le degré auquel elle est portée ; il y a trop d'enfans morts-nés chez des femmes dont le bassin n'était pas

C

vicié, mais seulement en disproportion avec la tête de l'enfant, pour qu'on puisse douter de cette vérité.

7. Dans le cas où la tête de l'enfant peut s'engager dans le détroit supérieur d'un bassin vicié, qui peut répondre du laps de temps que la nature emploiera à mouler cette tête, suivant la configuration de ce bassin? Il ne peut jamais y avoir de donnée là-dessus. La nature opérera plus ou moins lentement, 1.º suivant la difformité plus ou moins grande de ce bassin ; 2.º suivant le point de développement auquel l'enfant sera parvenu, et suivant l'écartement qui restera entre les os de la tête ; 3.º enfin suivant l'énergie des forces expulsives de la matrice : les variétés de la nature, à cet égard, sont presque aussi nombreuses que les individus qui y donnent lieu. Ne connaissons-nous pas des bassins dont l'espace d'un côté est presque annullé, sans que l'autre ait beaucoup gagné ? Nous en connaissons d'autres dont les pubis sont tellement rapprochés du sacrum, qu'il n'y a pas plus de deux pouces d'intervalle : quelle est la tête d'un enfant à terme, dont le petit diamètre n'excède pas de beaucoup cet espace dans lequel il

faudrait qu'elle se moulât ? Nulle force ne suffiroit au temps nécessaire pour cela.

8. J'ai vu, pour avoir trop long-temps confié aux seules forces de la nature, l'expulsion d'enfans qui cependant se présentaient bien; j'ai vu, dis-je, dans la même commune, deux femmes mortes en travail : l'une accouchait pour la première fois, elle était bien conformée; l'autre pour la troisième fois, et les deux accouchemens précédens avaient été naturels et heureux.

9. J'ai été requis dans une autre commune, pour une femme qui avoit eu sept accouchemens heureux; dans le huitième, l'enfant était tellement en disproportion avec le bassin, que quoique la tête fût dans la meilleure position, elle s'enclava le troisième jour du travail, car la sage-femme me dit qu'il y avait deux jours que la tête était là, c'est-à-dire dans l'excavation du petit bassin où je la trouvai : nous étions alors au cinquième jour de travail, la femme épuisée, toutes les parties de la génération dans une disposition gangréneuse. J'appliquai le *forceps*, je tirai un enfant mort *sphacélé*, de 3o centimètres 5 millimètres

de long (1) , et gros en proportion : elle survécut à sa délivrance trois jours seulement (2).

10. La patience , cette vertu sociale si nécessaire aux Médecins , et spécialement à ceux qui consacrent leurs veilles au soulagement des femmes en douleurs d'enfantement, doit avoir ses bornes ; et si l'Accoucheur doit passer les premières heures à observer la marche de la nature , il n'en est pas moins vrai que sa trop longue patience , dans les cas que je viens de décrire, ne serait plus une vertu , puisqu'elle conduirait à une mort certaine la mère et l'enfant : il faut donc que l'Accoucheur , après avoir donné à la nature le temps nécessaire pour qu'elle opère elle-même , se décide assez tôt pour rendre son opération utile aux deux êtres qui sont confiés à sa prudence et à sa sagacité (3).

---

(1) Vingt-cinq pouces.

(2) C'est l'unique enfant de cette taille que j'aie vu sortir du sein maternel.

(3) Moins on perdra de temps et moins on mettra d'apparat à cette opération, plus on en favorisera le succès : le grand nombre de spectateurs peut porter la terreur dans l'ame de la patiente ; alors le succès en devient impossible.

Si des événemens fâcheux , qui souvent dépendent de l'état où était la mère , lorsqu'elle est devenue grosse , et plus souvent de celui où elle est au moment de l'opération ; si des événemens fâcheux , dis-je , surviennent et privent la mère du succès , on aura , en dédommagement , donné à sa famille un être vivant , et à la sociéte un individu qui pourra un jour lui être d'une très-grande utilité.

12. Je conclus qu'on ne doit pas proscrire l'accouchement contre nature , ou l'opération dite césarienne , et qu'il est du devoir de tout étudiant en médecine , de se mettre en état de secourir , par cette opération , la femme qui se trouvera dans l'impossibilité d'accoucher par la voie naturelle ; et qu'enfin les Sociétés savantes doivent s'appliquer spécialement à faire connaître les méthodes les plus sûres de procurer le succès aux mères qui ont le courage de se dévouer à cette opération.

13. Toutes les raisons que je viens de déduire en faveur de l'opération dite césarienne , sont susceptibles d'un plus grand développement : je me borne à dire mon

avis, parce que la Société de médecine s'occupe de prouver plus efficacement la nécessité de cette opération.

MILLOT,

Rue du Four-Honoré, N.º 455.

Fautes à corriger.

Page 33, ligne 20 : la franchir; *lisez*, le franchir.
Page 36, ligne dernière de la note : devient impossible; *lisez*, devient plus incertain.

www.ingramcontent.com/pod-product-compliance
Lightning Source LLC
Chambersburg PA
CBHW071256130726
47998CB00003B/1220